# Satt essen, schlank fasten

## Erfolgreich abnehmen

## Das 30-Tage Fasten-Experiment

CURTIS HELMUT

1. Auflage

© 2014 Bamacher Verlag

Alle Rechte vorbehalten

ISBN: 1494923548
ISBN-13: 978-1494923549

# INHALTSVERZEICHNIS

## MEDIZINISCHER HAFTUNGSAUSSCHLUSS

Die Ausführungen in diesem Buch stellen keine medizinische Beratung dar. Ich lehne daher jede medizinische Haftung ab. Ich schildere ausschließlich, wie es mir beim Versuch ergangen ist, erfolgreich an Gewicht zu verlieren.

Der Inhalt ersetzt keinesfalls eine fachliche Beratung durch einen Arzt. Wenden sie sich bei gesundheitlichen Fragen, Bedenken, Problemen oder Beschwerden immer an den Arzt Ihres Vertrauens.

# VORWORT

Ich bin männlich, im Jahr 1965 geboren und ich bin dick. Nein, um ganz ehrlich zu sein, ich bin fett. Solange ich mich in meiner Kindheit zurückerinnern kann, war ich eigentlich immer dick beziehungsweise fett. Ein Pummelchen, Dickerchen oder Fettsack, je nachdem wie mich meine Mitschüler gesehen und auch dementsprechend gehänselt hatten.

Schon als Kind wurde mir von meinen Eltern „befohlen", alles was sich auf dem Teller befindet auch ganz aufzuessen. Egal ob man nun schon satt war oder nicht. Jetzt aber das ganze entstandene Übergewicht auf diese, zu dieser Zeit gängige Erziehungsmethode zu schieben, wäre nicht ganz fair und soll auch nicht als Ausrede gelten. Obwohl das Verlernen „mit dem Essen aufzuhören, wenn man satt ist" sicher einen großen Teil zu meiner Fettleibigkeit beitrug und mich dieses „Mit - aller - Gewalt - Teller - leer - essen - müssen - Syndrom" bis heute noch verfolgt. Natürlich war ich auch immer schon ein richtiger „Vielesser". Immer den Teller randvoll füllen und ja nie eine Mahlzeit auslassen oder gar ablehnen!

In meinen 48 Jahren als Dicker habe ich natürlich auch einiges an Diäten über mich ergehen lassen. In meinen „Glanzzeiten" hatte ich ein Kampfgewicht von 110kg. Und das bei einer „stattlichen" Körpergröße von 1,65m. Man muss kein „Body Mass Index" Experte sein, um zu bemerken, dass da etwas nicht zusammenstimmen kann.

Ich will hier nicht einzelne und, auf längere Sicht gesehen, durchwegs immer gescheiterte Diäten beschreiben, die ich mir angetan hatte. Trotzdem schaffte ich es sogar, hauptsächlich aufgrund der Trennung von meiner damaligen Lebensgefährtin, mein Gewicht von 110kg auf 90kg zu reduzieren. Wie ich das damals geschafft hatte? Ich betrieb, damals unwissentlich, eine Art von Dinner-Cancelling, welches auch eine Variante dieses hier beschriebenen Versuches der Gewichtsreduzierung ist (mehr dazu später). Ich frühstückte, genehmigte mir mein Mittagessen und wenn dann am späteren Nachmittag der Hunger kam, setzte ich mich auf den Hometrainer und radelte, von Hunger und Trennungsschmerz getrieben, wie ein Verrückter.

Mit dieser Methode konnte ich mein Gewicht innerhalb einiger Wochen auf ca. 90kg verringern. Als ich damit aufhörte, nahm ich zwar wieder etwas zu. Allerdings blieb der gefürchtete Jo-Jo-Effekt aus, da ich mich danach eine Spur gesünder ernährte und auch Wandern und später dann Nordic Walking in mein Bewegungsprogramm aufnahm. So pendelte ich immer zwischen 89 und 92kg. Ich war zwar immer noch dick. Aber 15-20kg weniger auf den Rippen herumzuschleppen war sicher besser und gesünder als die vollen 110kg.

# AUF DER SUCHE

Kurz vor der Geburt meiner Tochter vor 4 Jahren, spielte ich immer mehr mit dem Gedanken, weiter Gewicht zu reduzieren. Obwohl ich immer brav zum Onkel Doktor zur jährlichen Gesunden-Untersuchung ging, bei der bis auf zu hohen Blutdruck (der erfolgreich mit Medikamenten behandelt wird) meine sonstigen Werte (Blut, Zucker, Cholesterin...) durchwegs im grünen Bereich lagen, hatte ich doch immer Angst, aufgrund meines Übergewichtes plötzlich und aus heiterem Himmel eine erschreckende Diagnose wie zum Beispiel „Sie sind zuckerkrank" präsentiert zu bekommen.

Also machte ich mich auf die Suche nach einer geeigneten Methode zum Abnehmen. Ein paar Eckpunkte sollten allerdings erfüllt werden:

1.    Ich wollte möglichst nicht auf diverse Nahrungsmittel verzichten (bei jeder Diät gibt es immer mindestens irgendein verbotenes Lebensmittel. Und wie so üblich, bekommt man genau auf das Verbotene den größten Gusto).

2.    Ich wollte nicht Kalorienzählen oder einen strikten Diätplan verfolgen. Mein Doktor schlug einmal eine „Diät" vor, bei der mittels Blutanalyse ein Diätplan zusammengestellt wird und man dann zu den Mahlzeiten 17,5g von dem und 8g von dem anderen Lebensmittel essen durfte usw., also für mich klang das viel zu kompliziert.

3.    Ich wollte keinen zu exzessiven Sport betreiben. Etwas Bewegung gerne, aber sich im Fitnessstudio quälen, nein danke!

Es vergingen ganze vier Jahre, die ich mit vergeblicher Suche, faulen Ausreden und Versprechungen (z.B. am 1. Jänner fange ich diesmal sicher mit irgendeiner Diät an usw.) verbrachte. In dieser Zeit aß ich weiterhin brav meine Teller leer. Nicht nur das, ich spielte auch für meine Frau und mein Kind den „Mülleimer" und vernichtete alles, was diese auf den Tellern übrig ließen.

Den Stein ins Rollen brachte dann letztendlich eine Sehnenentzündung, die mich zum humpelnden, dicken Vater neben meinem Kind machte. Und das noch dazu ausgerechnet am Familienfest im Kindergarten. Der Doktor gab zwar nicht in erster Linie dem Übergewicht die Schuld, aber ich redete es mir fest ein, dass die überschüssigen Kilos an der Entzündung zumindest eine Teilschuld haben würden. Und so wird es auch wohl gewesen sein. Jahrzehntelang Übergewicht mit sich herumtragen, kann für die Gelenke und Knöchel nicht gut sein. Ich erinnerte mich an meine Abnehmerfolge in den 90er Jahren zurück, und was ich da neben sportlicher Betätigung tat, um erfolgreich abzunehmen: Fasten!

# GEFUNDEN!?

Und genau dieser „Fasten" Suchbegriff brachte mich dann im Internet auf den Begriff „Intermittierendes Fasten" und den dazugehörenden Eintrag bei Wikipedia. Nachdem ich dort über positive Effekte las, informierte ich mich über die verschiedenen Arten, die das intermittierende Fasten zu bieten hat. Beginnend vom „Dinner-Cancelling" über „4/8 Stunden Essen / 20/16 Stunden Fasten" bis zu „Ein Tag Essen - ein Tag Fasten".

Letzteres brachte mich dann auch kurz zu einer österreichischen Variante. Von einem, von mir sehr geschätzten Seminarkabarettisten „erfunden", verlangt diese Variante des Fastens allerdings genau jeden zweiten Tag überhaupt keine Kalorien zu sich zu nehmen. Erlaubt sind nur Leitungs- oder Mineralwasser, ungesüßte Tees und Kaffee ohne Milch. Kaffee ohne Milch? Für mich ein absolutes No-Go! Den Zucker im Kaffee hatte ich mir zwar schon vor Jahren abgewöhnt, aber einen Kaffee ohne Milch zu trinken ist für mich ein Ding der Unmöglichkeit. Der bei dieser Variante angepriesene und sicher für viele interessante positive Autophagie-Effekt konnte mich persönlich auch nicht ganz überzeugen, genau dafür meinen Kaffee ohne Milch trinken zu müssen.

Auch der Rat, auf die Waage zu verzichten und diese zu entsorgen, kam für mich nicht in Frage. Ich bin und bleibe ein Kontrollmensch und MUSS einen messbaren Fortschritt feststellen. Ok, den Bauchumfang mit einem Messband zu kontrollieren wäre auch eine Option, aber ich wollte meinem jahrzehntelangen Intimfeind „Waage" die Schmach antun, einfach nicht mehr so viele Kilos anzeigen zu dürfen!

Somit entschied ich mich, eine „eigene" Version des intermittierenden Fastens zu versuchen: einen Tag normal essen, so viel und was ich will, den nächsten Tag nur flüssige Ernährung (Kaffee mit Milch, Wasser und im Notfall und auch zumindest an den ersten Tagen etwas Gemüsebrühe oder mit Wasser verdünnte Buttermilch). Da man da ja jeden zweiten Tag essen kann was man will, wäre der maximale Verzicht und entstehende Gusto auf Leckereien auf einen Tag, und daher vertretbar, beschränkt. Und auch der Jo-Jo Effekt sollte nicht zur Entfaltung kommen, da der Körper ja erst nach längerem Essensentzug mittels Hungerstoffwechsel auf Sparflamme stellt und dann bei normaler Esstätigkeit die Speicher wieder aufzufüllen beginnt und noch mehr Fett speichert als vorher, um für die nächste anstehende „Hungersnot" gewappnet zu sein. An den Esstagen sollte man ja mindestens seinen täglichen Kalorien-Grundumsatz erreichen bzw. sogar etwas übererfüllen. Nebenbei sollten noch ein paar längere Spaziergänge für das moderate Bewegungsprogramm sorgen.

Das klang ja alles sehr vielversprechend. Aber Hallo, aufwachen! Ich, der Genussmensch und „Vielesser", sollte mich jeden zweiten Tag nur flüssig ernähren? No Way, unmöglich, Scherzkind! So würden es sich zumindest meine Familie, Freunde und Bekannte denken, die mich und meine Essgewohnheiten nur allzu gut kennen. Während ich im Gedanken schon einige Leute ins Wettbüro laufen sah, um hochdotierte Wetten abzuschließen, ob ich es überhaupt einen ganzen Tag oder gar zwei ohne Essen aushalten würde, reifte mein Entschluss. Ich wollte meinen inneren Schweinehund besiegen und loslegen!

## TAG 0: DIE ENTSCHEIDUNG

Es vergingen zwei weitere Wochen, in denen ich meine „Entscheidung" noch mehrmals überdachte bzw. wie gehabt zu verschieben oder zu verdrängen versuchte. Den letzten Rest (und schließlich die Motivation endlich zu beginnen), gab mir aber dann ein verlängertes Wochenende mit der Familie in einem 4-Sterne Wellnesshotel. Drei Mal am Tag reichlich üppiges Buffet, und das vier Tage lang! Mittlerweile haben sie mich ja schon als Genussmensch und „Vielesser" kennengelernt, diese Kombination konnte daher nicht gutgehen. Richtig!

Vom Kurzurlaub zurück, stellte ich mich zwei Tage später auf die Waage, mit dem vernichtenden Resultat von 93,6kg! Mein erster Gedanke war: „Jetzt reicht es!", mein zweiter: „Jetzt geht's los!"

Noch am selben Tag teilte ich meiner Frau mit, dass ich ab sofort einen Tag esse und einen Tag faste, und das vorerst einmal für die nächsten 30 Tage. Und sie möge bitte keine Scherze darüber machen und mich auch nicht unnötig in Versuchung bringen! Nachdem das auch geklärt war, konnte es losgehen. Ich begann auch mein Essverhalten und besondere Wahrnehmungen oder Vorkommnisse wie folgt in Tagebuchform niederzuschreiben.

## TAG 1: FASTTAG (DER ERSTE HÄRTETEST)

Frühstück:
Kaffee mit etwas Milch,
Wasser
Mittag:
0,4l Gemüsebrühe
Nachmittag:
Grüner Tee
Abend:
0,25l Buttermilch mit Wasser verdünnt

Bewegung / besondere Vorkommnisse:

Ich startete also (Anfang Juli) gleich mit einem Sprung ins kalte Wasser: einem Fasttag. Wenn schon, denn schon. Erstaunlicherweise machte mir dieser kaum Probleme, wahrscheinlich hatte ich noch genügend „Restkalorien" vom Buffet aus dem Urlaub intus. Am Nachmittag spazierte ich zu einem etwas weiter entfernten Supermarkt (3,8km Gesamtstrecke), um Gegrilltes für den nächsten Tag und eine Buttermilch zu kaufen. In der Nacht wurde mein Schlaf 3x wegen eines dringenden Toilettenbesuches unterbrochen.

## TAG 2: ESSTAG

Frühstück:
Kaffee mit etwas Milch,
Wasser,
2 Scheiben Toastbrot mit Käse überbacken (Gouda 45%)
Mittag:
Gegrilltes:
3 Stk. Cevapcici,
1 Stk. Bauchfleisch,
1 Stk. Schopf,
1 Stk. Paprika,
3 Zehen Knoblauch;
0,5l Radler
Abend:
0,5l Limonade (mit Zucker), zu 50% mit Wasser verdünnt,
4 Stk. mit Frischkäse gefüllte Kartoffeltaschen,
Kaffee mit Milch,
3 Stk. Mannerschnitten

Bewegung / besondere Vorkommnisse:

Ich wachte zwar nicht hungrig auf, hatte aber enormes Sodbrennen. Eigenartig, so etwas kenne ich sonst nicht. Naja, das Frühstück würde es schon richten, dachte ich.

Etwas Essen zu „dürfen" tat richtig gut. Ich begann, die Nahrung viel bewusster wahrzunehmen und genoss jede Mahlzeit.

14

# TAG 3: FASTTAG

Frühstück:
Kaffee mit etwas Milch,
Wasser
Nachmittag:
0,25l Buttermilch mit Wasser verdünnt
Abend:
0,4l Gemüsebrühe,
1/8l Rotwein,
Wasser

Bewegung / besondere Vorkommnisse:

Heute machte ich eine kleine Rundwanderung (5,5km Gesamtstrecke) durch den Wald. Die Buttermilch trank ich, wegen des Verdachts, sie sei für das Sodbrennen verantwortlich, diesmal bereits am Nachmittag. Nach einer halben Tasse Gemüsebrühe war ich bereits satt, aß sie, den alten Gewohnheiten folgend, jedoch fertig. Beim nächsten Mal mache ich mir nur mehr eine halbe Portion! Der Rotwein am Abend schmeckte so intensiv wie noch nie zuvor. Ich nahm immer nur einen kleinen Schluck Wein, dazu einen großen Schluck Wasser. Ein echtes Geschmackserlebnis!

# TAG 4: ESSTAG

Frühstück:
Kaffee mit etwas Milch,
1 Scheibe Toastbrot mit Butter und Honig
Mittag:
2 Stk. gefüllte Paprika
Abend:
1 Stk. Fleischlaibchen (Faschiertes) mit Kartoffel,
Kaffee mit Milch,
3 Stk. Mannerschnitten

Bewegung / besondere Vorkommnisse:

Ich wachte abermals nicht hungrig auf, allerdings hatte ich wieder leichtes Sodbrennen. Es war zwar nicht mehr so arg, wie zwei Tage vorher, aber immer noch spürbar und unangenehm. Die gefüllten Paprika zum Mittagessen waren zu viel, ich brauche jetzt wohl aber hier nicht mehr extra zu erwähnen, dass ich sie trotzdem aufgegessen habe.

# TAG 5: FASTTAG

Frühstück:
Kaffee mit etwas Milch,
Wasser
Nachmittag:
Kaffee mit etwas Milch,
Wasser
Abend:
0,25l Buttermilch mit Wasser verdünnt

Bewegung / besondere Vorkommnisse:

Bei jedem Schluck Wasser, zu viel Wasser musste ich mich heute überwinden! Mir graust vor so viel Wasser! Hoffentlich legt sich das wieder. Am Nachmittag wollte ich einen Tee, aber meine Frau hatte schon Kaffee für mich zubereitet. Am Abend verspürte ich erstmals an einem Fasttag erhöhtes Hungergefühl, welches ich mehr oder weniger erfolgreich mit Buttermilch bekämpfte. Heute stand auch wieder ein Spaziergang (2,3km Gesamtstrecke) zu einem Supermarkt auf dem Programm. Das dort eingekaufte Grillfleisch wurde am Abend für den nächsten Tag vorbereitet. Ich freue mich schon auf die morgige Grillerei!

## TAG 6: ESSTAG

Frühstück:
Kaffee mit etwas Milch,
2 Scheiben Mischbrot, dünn belegt mit Käse überbacken
Mittag:
1 Stk. Schweinskotelett vom Grill,
2 kleine Stk. Hühneroberschenkel,
4 Zehen Knoblauch,
1 Stk. gegrillter Paprika,
0,3l Grapefruit Radler,
Wasser
Abend:
1 Stk. kleiner Hühneroberschenkel,
2 dünne Scheiben Mischbrot mit Kräuter-Frischkäse,
0,25l Limonade (mit Zucker), zu 50% mit Wasser verdünnt

Bewegung / besondere Vorkommnisse:

Obwohl ich heute meine heiß geliebte Zucker-Limonade hätte trinken dürfen, trank ich zum Mittagessen (neben einem Radler) nur Wasser! Nach dem Abendessen wollte ich noch einen Kaffee trinken, war aber dann so satt und ließ ihn, unglaublich aber wahr, ausfallen!

# TAG 7: FASTTAG

Frühstück:
Kaffee mit etwas Milch,
2 Scheiben Mischbrot, dünn belegt mit Käse überbacken
Mittag:
1 Stk. Schweinskotelett vom Grill,
2 kleine Stk. Hühneroberschenkel,
4 Zehen Knoblauch,
1 Stk. gegrillter Paprika,
0,3l Grapefruit Radler,
Wasser
Abend:
1 Stk. kleiner Hühneroberschenkel,
2 dünne Scheiben Mischbrot mit Kräuter-Frischkäse,
0,25l Limonade (mit Zucker), zu 50% mit Wasser verdünnt

Bewegung / besondere Vorkommnisse:

Obwohl ich heute meine heiß geliebte Zucker-Limonade hätte trinken dürfen, trank ich zum Mittagessen (neben einem Radler) nur Wasser! Nach dem Abendessen wollte ich noch einen Kaffee trinken, war aber dann so satt und ließ ihn, unglaublich aber wahr, ausfallen!

## ZWISCHENBILANZ NACH EINER WOCHE

Eigentlich fiel mir das Ganze viel leichter als erwartet oder befürchtet. Interessanterweise blieben auch diverse „Hungerattacken" an den Fasttagen und „Fressattacken" an den Esstagen aus. Auch meine Familie unterstützte mich bestens. Meine 4-jährige Tochter fragte zwar an den Fasttagen: „Papa, warum isst du nichts?" und an den Esstagen „Papa, warum isst du heute?" Die Essensreste von Frau und Kind landeten diesmal eben an den Fasttagen im Müll.

Zur Erinnerung: das Ausgangsgewicht vor einer Woche war 93,6kg. Das Gewicht am Morgen des 8. Tages lag bei genau 90,0kg. Also ein Gewichtsverlust von ganzen 3,6kg! Auf die Waage stieg ich zur selben Zeit wie vor einer Woche, mit der (fast) selben Bekleidung, um auch hier mögliche Schwankungen gering zu halten.

Klar, dass man dem Gewichtsverlust jetzt nicht allzu viel beimessen sollte, zumal ja meistens die ersten 5kg durch Wasserverlust (konnte ich mir fast nicht vorstellen, bei der Menge an Wasser, die ich diese Woche trank), leichter runtergehen und es so sicher nicht weitergehen wird. Aber es war trotzdem eine schöne Zahl. Und außerdem spannten plötzlich manche T-Shirts nicht mehr so am Bauch.

# TAG 8: ESSTAG

Frühstück:
Kaffee mit etwas Milch,
1 Scheibe Mischbrot mit Frischkäse,
2 Scheiben Gurkerl-Extrawurst
Mittag:
eine Portion Nudeln,
selbstgemachter Spaghetti Sauce,
Omelett aus 2 Eiern,
0,25l Grapefruit Radler,
Wasser
Abend:
Kaffee mit etwas Milch,
1 Scheibe Mischbrot mit Frischkäse,
3 Scheiben Gurkerl-Extrawurst
Milchreis (Kirsch)

Bewegung / besondere Vorkommnisse:

Nach 2/3 des Mittagessens war ich schon satt, hab aber wie üblich alles brav aufgegessen. Auf diesem Gebiet habe ich wohl immer noch einiges an Lern-Nachholbedarf.

## TAG 9: FASTTAG (DER ZWEITE HÄRTETEST)

Frühstück:
Wasser
Mittag:
Wasser
Nachmittag:
Kaffee mit etwas Milch,
Wasser
Abend:
Wasser

Bewegung / besondere Vorkommnisse:

Heute war ein echter Härtetest: meine Eltern kamen zum Grillen zu Besuch. Ich hatte vorher schon telefonisch mitgeteilt, dass für mich heute ein Fasttag sei und ich nur flüssiges zu mir nehmen werde. Meine Mutter antwortete anfangs mit Unverständnis, ehrlich gesagt hätte ich auch nichts anderes von ihr erwartet. Nach einer längeren Erklärung (bisher hatte ich ihr ja noch nichts von meinem Abnehmversuch erzählt) und der Erwähnung erster Erfolge, konnte sie das dann auch akzeptieren.

So stand ich „armer Tor" am Gasgriller und bereitete meiner Familie Schopfbraten, Huhn, Schweinebauch und einiges an Gemüse zu. Und wie durch ein Wunder konnte ich ihnen beim Essen zusehen, und das ohne Hunger- oder Neidgefühl! Hätte mir das jemand vor 10 Tagen so vorausgesagt, den hätte ich für verrückt erklärt.

Einzig beim Kaffee „juckte" mich der von meiner Mutter

selbstgemachte Früchtekuchen. Zum Glück blieb noch ein schönes Stück über, den ich mir für den nächsten Tag reservierte. Da ich auch nicht wirklich hungrig war, verzichtete ich heute auch auf die Gemüsebrühe und die Buttermilch.

Aufgrund des Besuches war heute kein größerer Spaziergang möglich, ein Kurzbesuch beim Supermarkt (1,2km Gesamtstrecke), um Buttermilch einzukaufen ging sich aber doch noch aus.

# TAG 10: ESSTAG

Frühstück:
Kaffee mit etwas Milch,
2 Scheiben Weißbrot mit Frischkäse,
je 2 Scheiben Gurkerl-Extrawurst
Früchtekuchen
Mittag:
2 Stk. Hühner-Oberkeulen,
1 Stk. Bauchfleisch,
2 Stk. kleine Putenspiesse,
Krautsalat, Kartoffelsalat,
0,5l Limonade (mit Zucker), zu 50% mit Wasser verdünnt
Abend:
Milchreis (Kirsch),
Früchtekuchen

Bewegung / besondere Vorkommnisse:

Um Frühstück gab es endlich ein Stück des von meiner Mutter selbstgemachten Früchtekuchens, den ich mir am Vortag verkneifen musste. Da ich ja auch beim Grillen zusehen musste (durfte), wurde heute gegrillt. Nach dem Mittagessen war ich so satt und hatte richtig Magenschmerzen, daher bestand das Abendessen nur aus einer Portion Milchreis und einem weiteren Stück Früchtekuchen.

# TAG 11: FASTTAG

Frühstück:
1 Tee (Beerenauslese)
Mittag:
0,3l Gemüsebrühe
Abend:
125ml Buttermilch, mit Wasser verdünnt

Bewegung / besondere Vorkommnisse:

Nach der gestrigen Schlemmerorgie hatte ich mich richtig auf den heutigen Fasttag gefreut! Nachdem meine Frau auch vom vielen Essen gestern so richtig voll war, beschloss sie, ab heute auch mitzufasten. Mal sehen wie lange sie das durchhält. Heute war nur ein relativ kurzer Spaziergang drin (1,8km Gesamtstrecke).

# TAG 12: ESSTAG

Frühstück:
Kaffee mit etwas Milch,
2 Scheiben Weißbrot mit Käse überbacken
Mittag:
6 Stk. Mini-Grillwürste
(1x Bratwurst, 2x Paprikawurst, 3x Berner Würstel),
große Portion Pommes,
etwas süßer Senf,
etwas Cocktailsauce,
Krautsalat
0,25l Limonade (mit Zucker), zu 50% mit Wasser verdünnt
Abend:
3 Scheiben Weißbrot mit Käse überbacken,
etwas Ochsenmaulsalat,
0,25l Limonade (mit Zucker), zu 50% mit Wasser verdünnt,
Kaffee mit etwas Milch,
½ Stk. Früchtekuchen

Bewegung / besondere Vorkommnisse:

Erst nach einem Fasttag merkt man, wie gut eigentlich Essen schmecken kann! Der Abend stand heute ganz im Zeichen von Resteverwertung.

# TAG 13: FASTTAG (DER DRITTE HÄRTETEST)

Frühstück:
Kaffee mit etwas Milch,
Wasser
Nachmittag:
1 Flasche Multivitamin "Schorle"
Abend:
Wasser, Wasser und nochmals Wasser

Bewegung / besondere Vorkommnisse:

Heute ging es mit der Familie im Zug nach München zu einem Ganztagesausflug. Nach 2,5 Std. Zugfahrt ging es per U-Bahn zum Olympiapark ins Aquarium. Anschließend folgten ein Spaziergang im Olympiapark und Sightseeing mit der Straßenbahn und zu Fuß. Für die Tochter gab es Eis, Wurstbrote usw., für mich war der Verzicht auf diese Lebensmittel und das „Zusehen müssen" kein echtes Problem. Sobald leichter Hunger auftrat, wurde er gnadenlos weggetrunken.

Die 2,5 Std. Heimfahrt am späten Abend wurde mit viel Wasser bewältigt. Fazit: der Ausflug ohne Essen war doch nicht so schwierig wie erwartet oder befürchtet.

## TAG 14: ESSTAG

Frühstück:
Kaffee mit etwas Milch,
2 Scheiben Toastbrot mit Käse überbacken
Mittag:
2 Stk. Hühnerflügel
Sauce/Marinade bestehend aus:
Wasser, etwas Ketchup und Orangensaft, Salz und Pfeffer,
1 Tomate,
1 grüner Paprika;
1 Portion Reis (Langkorn)
0,25l Limonade (mit Zucker), zu 50% mit Wasser verdünnt
Abend:
Etwas Knabbergebäck mit Frischkäse,
Kaffee mit etwas Milch,
1 Stk. Früchtekuchen,
0,25l Limonade (mit Zucker), zu 50% mit Wasser verdünnt

Bewegung / besondere Vorkommnisse:

Am Abend verspürte ich kaum Hunger, wahrscheinlich aufgrund des extrem warmen Wetters, somit kam es „nur" zur Resteverwertung.

# TAG 15: FASTTAG

Frühstück:
Kaffee mit etwas Milch,
Wasser
Mittag:
Selbstgemachter Eistee (ohne Zucker)
Abend:
0,1l Pepsi Cola

Bewegung / besondere Vorkommnisse:

Da mir schon wieder vor dem Wasser grauste und ich daher beim Frühstück das halbe Glas wegleerte, bereitete ich mir zu Mittag einen selbstgemachten Eistee zu. Der schmeckte aber auch nicht wirklich besser. Darum gab es am Abend ½ Glas Pepsi Cola. Abgerundet wurde der Fasttag mit einem Spaziergang zum Supermarkt (2,3km Gesamtstrecke).

## HALBZEITBILANZ

Die letzten 15 Tage vergingen wie im Flug.

Zur Erinnerung, mein Ausgangsgewicht betrug 93,6kg und das Gewicht nach 7 Tagen lag bei 90,0kg. Heute, nach 15 Tagen, zeigt die Waage 88,7kg, was einen Gesamtverlust von 4,9kg innerhalb von 2 Wochen bedeutet! Zwar ist der Gewichtsverlust in der zweiten Woche nicht mehr so groß wie in der ersten Woche, aber auch 1,3kg sind super und motivieren zum Weitermachen.

Das Abnehmen mit dieser Methode scheint zu funktionieren und im Gegensatz zu anderen Diäten macht es Spaß! Jetzt wird aber bis zur Endkontrolle nach Tag 30 die Waage versteckt und nicht mehr gewogen.

# TAG 16: ESSTAG

Frühstück:
Kaffee mit etwas Milch,
2 Scheiben Mischbrot mit Käse überbacken,
eine kleine Portion Nudelsalat
Mittag:
1 großes Holzfällersteak,
2 Zehen gegrillten Knoblauch,
1 Scheibe gegrillter Zwiebel,
1 gegrillter Paprika,
½ gegrillte Kartoffel,
Tomatensalat,
0,5l Limonade (mit Zucker), zu 50% mit Wasser verdünnt
Abend:
1 Portion Hüttenschmarrn aus Eiern,
1 Portion Apfelmus,
0,5l Limonade (mit Zucker), zu 50% mit Wasser verdünnt,
0,5l Cocktail

Bewegung / besondere Vorkommnisse:

Endlich war das Ende der Resteverwertung (Stichwort Käse) erreicht. Nach dem Hüttenschmarrn (dieser wird statt Milch mit Wasser zubereitet und wird dadurch recht flockig) war ich schon satt, aber am Abend kam meine Frau plötzlich mit einem Cocktail daher, bestehend aus: Kokosmilch, Buttermilch, Ananas, Puderzucker und Eiswürfel. Der Cocktail hat sehr gut geschmeckt, allerdings hatte ich nachher ein richtiges Völlegefühl. Naja, morgen ist ja wieder ein Fasttag.

# TAG 17: FASTTAG

Frühstück:
Wasser
Mittag:
Wasser
Nachmittag:
Kaffee schwarz,
0,25l Mineralwasser
Abend:
Wasser

Bewegung / besondere Vorkommnisse:

Am frühen Nachmittag waren wir bei der Nachbarin eingeladen. Neben mir wurden nebst Kaffee fleißig Süßigkeiten verschlungen, ich begnügte mich mit einem schwarzen(!) Kaffee und einem Glas Mineralwasser. Heute gab es wieder eine kleine Rundwanderung (4,2km Gesamtstrecke) durch den Wald.

# TAG 18: ESSTAG

Frühstück:
Kaffee mit etwas Milch,
1 ½ Scheiben Toast mit Butter und Honig
Mittag:
3 Stk. Hühneroberkeulen,
4 Stk. Shrimps,
2 Tomaten gegrillt, gefüllt mit Frischkäse,
Pommes Frites,
Grüner Salat,
1 Paprika gegrillt,
3 Stk. Knoblauchzehen,
0,25l Grapefruitradler
Abend:
Etwas Ochsenmaulsalat,
1 Scheibe Mischbrot,
Wasser,
Kaffee mit etwas Milch,
Apfel-Tiramisu

Bewegung / besondere Vorkommnisse:

Nachdem der Käse ja endlich aufgebraucht war, gab es heute Honig zum Frühstück.

# TAG 19: FASTTAG

Frühstück:
Orangen-Tee
Tagsüber:
Wasser

## Bewegung / besondere Vorkommnisse:

Der Versuch, keinen Kaffee, dafür aber Tee und tagsüber mehr Wasser zu trinken, ging scheinbar nach hinten los: Fast den ganzen Tag war ich hungrig und kurz davor, den Fasttag abzubrechen, zumal auch meine Frau das Experiment beendete, nachdem sie knapp 2kg abgenommen hatte.

Am Abend ging es dann wieder etwas besser. Der „Durchhänger" lag vielleicht am heißen Wetter oder lag es doch am Kaffeeentzug? Am Nachmittag stand auch ein Spaziergang (3,3km Gesamtstrecke) auf dem Programm.

# TAG 20: ESSTAG

Frühstück:
Kaffee mit etwas Milch,
1 Scheibe Mischbrot mit Butter,
selbstgemachte Orangenmarmelade,
1 Schinken Croissant,
Wasser
Mittag:
2 Stk. Berner Würstel,
1 Stk. Mini Bratwurst,
1 Stk. Mini Käsekrainer,
Pommes Frites,
1 ½ Tomaten gegrillt, mit Frischkäse gefüllt,
0,25l Pepsi Cola,
1 kleines Erdbeereis
Abend:
½ Pizza Jalapenos scharf,
0,5l Limonade (mit Zucker), zu 50% mit Wasser verdünnt,
Wasser,
Weintrauben

Bewegung / besondere Vorkommnisse:

Heute stand mit den Würsten ein weiteres Kapitel der
Resteverwertung auf dem Programm. Spät am Abend gab es
dann noch eine Portion Weintrauben als „Knabberei" beim
Fernsehen.

## TAG 21: FASTTAG

Frühstück:
Kaffee mit etwas Milch,
Wasser
Abend:
Gemüsebrühe

Bewegung / besondere Vorkommnisse:

Heute trank ich den ganzen Tag über viel Wasser. Das Hungergefühl machte sich heute etwas weniger bemerkbar als beim letzten Fasttag. Die Gemüsebrühe hätte nicht sein müssen, aber die Familie aß am Abend Suppe, da wollte ich nicht leer daneben sitzen.

Als „Strafe" gab es dann noch 6km „Speedradeln" am Hometrainer.

# TAG 22: ESSTAG

Frühstück:
Kaffee mit etwas Milch,
1 Scheibe Mischbrot mit Butter und Honig
Mittag:
2 Stk. Putenbrust gefüllt,
1 Portion Reis (Langkorn),
gemischtem Salat,
Topfencremetorte,
0,5l Limonade (mit Zucker)
Nachmittag:
Eiskaffee
Abend:
2 Stk. Putendebreziner,
1 Semmel,
süßer Senf,
0,5l Limonade (mit Zucker), zu 50% mit Wasser verdünnt

Bewegung / besondere Vorkommnisse:

Zu Mittag war heute ein Besuch bei den Eltern angesagt.
Solche Besuche arteten normalerweise immer in eine
Schlemmerorgie aus, diesmal war es nicht ganz so arg.

# TAG 23: FASTTAG

Frühstück:
Kaffee mit etwas Milch,
0,75l Balance Mineralwasser mit Geschmack
Nachmittag:
0,5l Cocktail

Bewegung / besondere Vorkommnisse:

Da mir das Leitungswasser mittlerweile schon zum Hals heraushängt, gab es heute eine Flasche kalorienarmes Balance Mineralwasser mit Geschmack. Am Nachmittag gab es einen Cocktail aus Eiswürfel und einem Stück Zuckermelone aus dem Mixer.

Wegen der extremen Hitze machte ich heute schon am frühen Vormittag einen Spaziergang (2,3km Gesamtstrecke).

# TAG 24: ESSTAG

Frühstück:
Kaffee mit etwas Milch,
1 Sesamkornspitz mit Frischkäse,
1 Stück kalter Leberkäse,
Wasser
Mittag:
1 gegrillte Putenunterkeule,
gegrillte Paprika & Zwiebel,
Pommes Frites,
Sauce,
0,25l Grapefruit Radler,
1 gegrillte Banane mit 3 Eiskugeln
Abend:
5 Grisini Sticks,
Frischkäse,
1 kleines Stück Leberkäse (Fleischkäse),
2 Stk. Essiggurken,
Wasser,
Eiskaffee

Bewegung / besondere Vorkommnisse:

Da es auch am Abend am Balkon noch über 30 Grad hatte, gab es zur Abkühlung einen Eiskaffee (Schwarzer Kaffee mit 2 Kugeln Vanilleeis).

## TAG 25: FASTTAG

Frühstück:
Kaffee mit etwas Milch
Nachmittag:
0,75l Wasser mit 1 Zitrone und etwas Rohrzucker

Bewegung / besondere Vorkommnisse:

Heute stand nur ein kurzer Spaziergang zum Supermarkt (1,2km Gesamtstrecke) auf dem Programm.

# TAG 26: ESSTAG

Frühstück:
Kaffee mit etwas Milch,
2 Scheiben Mischbrot mit Butter,
selbstgemachte Orangenmarmelade,
Honig
Mittag:
½ Entenbrust,
1 Portion Reis (Langkorn),
Wildpreiselbeeren,
Gurkensalat,
¼l Rotwein gespritzt mit Limonade,
1 Stück Merci Edel-Marzipan
Nachmittag:
Kaffee mit etwas Milch,
Mini-Palatschinken (Pfannkuchen),
1 Teelöffel Erdbeermarmelade,
Vanilleeis
Abend:
200 g Pizza Spinaci,
0,5l Limonade (mit Zucker), zu 50% mit Wasser verdünnt

Bewegung / besondere Vorkommnisse:

Keine

# TAG 27: FASTTAG

<u>Frühstück:</u>
Kaffee mit etwas Milch,
Wasser
<u>Nachmittag:</u>
Buttermilchshake mit Wassermelone und Eiswürfel

<u>Bewegung / besondere Vorkommnisse:</u>

Mir graust heute wieder einmal derart vor dem Kaffee und auch vor dem Wasser! Am Nachmittag machte ich mir daher aus dem Rest der Buttermilch (0,1l) mit ¼ Wassermelone und Eiswürfel im Mixer einen Milchshake.

Anschließend gab es noch eine Rundwanderung im Wald (4,2km Gesamtstrecke).

# TAG 28: ESSTAG

Frühstück:
Kaffee mit etwas Milch,
2 Scheiben Toast mit Zwiebelstreichwurst
Mittag:
1,5 Stk. Hühnerschnitzel,
Sauce/Marinade bestehend aus:
Wasser, etwas Ketchup und Orangensaft, Salz und Pfeffer,
1 grüner Paprika;
1 Portion Reis (Langkorn),
0,5l Limonade (mit Zucker), zu 50% mit Wasser verdünnt,
1 Vanilleeis am Stil
Abend:
Eiskaffee,
Mini-Palatschinken (Pfannkuchen),
1 Teelöffel Erdbeermarmelade,
5 Grisini Sticks mit Sesam,
Zwiebelstreichwurst,
0,5l Limonade (mit Zucker), zu 50% mit Wasser verdünnt

Bewegung / besondere Vorkommnisse:

Keine

# TAG 29: FASTTAG

Frühstück:
0,5l Wasser mit ½ Zitrone
Tagsüber:
Wasser
Abend:
Leberknödelsuppe

Bewegung / besondere Vorkommnisse:

Aufgrund der andauernden Hitzewelle machte ich bereits am Morgen eine Rundwanderung im Wald (4,2km Gesamtstrecke).

Danach gab es statt dem Kaffee zum Frühstück ein Glas Wasser mit Zitrone. Tagsüber trank ich dann Wasser, viel Wasser! Am Nachmittag probierte ich ein Hemd, das ich mir vor Jahren einmal versehentlich in den USA in zu kleiner Größe gekauft hatte. Welch ein Wunder, es passt!

Am Abend gab es heute als Ausnahme, und wohl als erste und einzige Verfehlung während der ganzen 30 Tage, eine Suppe mit einem großen Leberknödel. Dies diente der Resteverwertung, da wir ja in 2 Tagen in den Urlaub fahren und aufgrund der letzten Wochen doch einiges an Essen übrig blieb. Diese 200 Kcal werden wohl auch nicht so ins Gewicht fallen, zumal ja heute der Kaffee ausfiel. Eigentlich unvorstellbar, dass für manche so eine Suppe nur als Vorspeise einer Mahlzeit dient. Ich war so satt, dass mir fast schlecht wurde.

# TAG 30: ESSTAG

Frühstück:
Kaffee mit etwas Milch,
1 Scheibe Toastbrot mit Honig,
1 Scheibe Roggenbrot mit Honig,
Wasser
Mittag:
2 Stk. Hamburger Brötchen mit Sesam,
1 Stk. Seelachs paniert,
American Sauce,
0,5l Limonade (mit Zucker), zu 50% mit Wasser verdünnt
Abend:
Kaffee mit etwas Milch,
2 Scheiben Roggenbrot mit Zwiebelstreichwurst,
0,25l Limonade (mit Zucker), zu 50% mit Wasser verdünnt

Bewegung / besondere Vorkommnisse:

Der letzte Tag des Experiments war angebrochen!

Ich war den ganzen Tag über schon ziemlich nervös und schielte das eine oder andere Mal auch Richtung Versteck der Waage, konnte mir das Abwiegen aber verkneifen und freute mich schon auf den nächsten Tag. Zu Mittag gab es heute selbstgemachte Fischburger.

## DER TAG DER ABRECHNUNG

Endlich war es soweit, der Tag der Abrechnung war gekommen.

Ich wachte zwar eine Stunde vor der üblichen Zeit auf, wollte mich aber erst zur selben Uhrzeit wie immer auf die Waage stellen. Dann konnte ich endlich das Ergebnis bewundern und bestaunen:

Tag 0: 93,6kg

nach Tag 7: 90,0kg

nach Tag 15: 88,7kg

nach Tag 30: 86,5kg!

Das ergab eine stolze Gewichtsabnahme von 7,1kg innerhalb von 30 Tagen!

# FAZIT

Ich hätte mir am Anfang nie im Leben gedacht, dass ich dieses Experiment ohne große Aussetzer erfolgreich zu Ende bringen würde.

Aber bis auf ein paar kleine Schwächen und Durchhänger ging es eigentlich relativ einfach. Natürlich muss auch der Wille zum Abnehmen da sein, aber wenn man sich andere Diäten vor Augen hält, bei denen man immer und auf längere Zeit auf irgendwelche Lebensmittel verzichten muss, dann ist dies sicher eine relativ angenehme Alternative. Ich gewöhnte mich auch relativ schnell an die Fasttage. Und, man möge es kaum glauben, manchmal freute ich mich auch darauf, ganz besonders wenn ich am Vortag zu viel gegessen hatte.

Ich bin männlich, im Jahr 1965 geboren und ich bin immer noch dick. Aber ich bin auf einem guten Weg, schlanker und gesünder zu werden.

Und wenn ich das kann, dann können sie das schon lange!

## VOR- UND NACHTEILE

Zum Abschluss möchte ich noch ein paar, von mir ganz subjektiv wahrgenommene Vor- und Nachteile dieser Methode zum Abnehmen auflisten (ohne Anspruch auf Vollständigkeit):

Vorteile:

Diese Methode zum Abnehmen ist absolut gesellschaftsfähig. Man kann Einladungen einfach auf einen Esstag festlegen. Und wenn das einmal nicht möglich sein sollte (Geburtstagsfeiern, Hochzeiten, Feiertage...), dann kann man trotzdem essen und ruiniert sich nicht umgehend seinen Diätplan. Auch muss man sich keinerlei Lebensmittel verkneifen, was ja bei Einladungen unweigerlich zum Unmut der Gastgeber führen würde.

Weiters müssen keine komplizierten Diätpläne befolgt werden. Auch mein Umgang und die Wertschätzung von Lebensmitteln und zum Essen allgemein änderten sich zum Besseren. Ich wähle seitdem bewusster aus, was ich an einem Esstag zu mir nehme. Man will ja nicht die Erlaubnis zum Essen mit etwas Minderwertigem vergeuden!

Nachteile:

Man darf jeden zweiten Tag keine feste Nahrung zu sich nehmen. Auch hatte ich am Anfang enormes Sodbrennen, was sich aber nach ein paar Tagen legte und nicht wiederkehrte. Speziell am Anfang ist es natürlich auch ein Nachteil, bei der

Familie am Tisch zu sitzen und ihnen beim Essen zusehen zu müssen. Doch auch das Verlangen legte sich nach ein paar Tagen.

Und wenn einmal jemand übergescheit daherkommt und sagt: "Was du da machst, das kann nur ungesund sein!",

dann kontern sie einfach:

„Glaubst du, es ist gesünder dick zu bleiben oder mit einer Methode abzunehmen, die mir Spaß macht?"

Ok, das mit dem Spaß machen ist vielleicht etwas übertrieben, aber spätestens bei der Gewichtskontrolle sollte ihnen dann doch ein kleines, glückliches Lächeln über die Lippen huschen.

# NACHTRAG

Wie schon in Tag 29 einmal kurz angesprochen, ging es sofort nach dem Ende des Experimentes zum 14-tägigen Urlaub nach Kroatien.

Während des Urlaubes wollte ich keine Fasttage einlegen, sondern es mir so richtig gutgehen lassen. Also aß ich 14 Tage lang jeden Tag Weißbrot, Eis, Pizza, Cevapcici, gefüllte Paprika, gegrilltes Bauchfleisch usw. und trank Limonaden, Wein, Bier und Radler. Da ich, wie ja mittlerweile schon bekannt, auch nicht der größte und ausdauerndste Sportler bin und es auch nicht mehr werden werde, hielt sich die Bewegung in Grenzen.

Vormittag war immer ein Besuch am Strand angesagt, bei der ich mit Frau und Kind ein bisschen im Wasser herumspielte und am Nachmittag/Abend ging es dann immer in die Stadt zum Sightseeing und Essen. Also nicht gerade das Marathon-Sportprogramm.

Je näher das Ende des Urlaubs kam, desto mehr machte ich mir Gedanken wegen einer Gewichtszunahme. Der Jojo-Effekt kam mir wieder in den Sinn. Sollte mein Körper die in 30 Tagen abgenommene Menge in 14 Tagen wieder ausgeglichen und eventuell quasi als Zugabe noch was draufgelegt haben? Mangels fehlender enger Kleidung hatte ich überhaupt kein Gefühl, ob mich daheim dann auf der Waage der sprichwörtliche „Hammer" treffen würde.

Am nächsten Morgen nach der Heimfahrt stellte ich mich dann mit etwas ungutem Gefühl auf die Waage. Das Ding begann sich auch gleich zu drehen und ich vermutete schon den Halt in ungewollten Höhen. Die Waage hielt bei 87,5kg an, was eine Gewichtszunahme von nur 1,0kg bedeutete. Ich war trotz Zunahme erleichtert! Das war aufgrund der zu mir genommenen Menge in den letzten 14 Tagen ein vertretbares Ergebnis.

Am nächsten Tag begann ich sofort mit einem Fasttag und das zugenommene Kilo war am 6. Tag oder nach dem 3. Fasttag schon wieder Geschichte. Mittlerweile faste ich nur mehr drei Mal die Woche am Montag, Mittwoch und Freitag. Aktuell stehe ich bei einem Gewicht von 84,8kg, also bei einer Gewichtsabnahme von 8,8kg innerhalb von zwei Monaten, den 14-tägigen Schlemmerurlaub bereits miteingerechnet!

Mein Ziel ist es, im Monat zwischen 1 und 1,5kg abzunehmen und so meinem Wunschgewicht von 70 - 75kg stetig aber langsam näherzukommen.

# EIN PAAR TIPPS

Zum Abschluss noch ein paar kleine Tipps, die sie vielleicht schon des Öfteren gehört haben. Sich diese jedoch wieder einmal in Erinnerung zu rufen, schadet sicher nicht:

Stellen sie sich einmal selbstkritisch nackt vor den Spiegel und scheuen sie sich nicht, ihr Spiegelbild mit den Worten „Ich bin fett" zu konfrontieren.

Nicht auf Leute hören, die sagen „Ein paar Kilo mehr stehen dir gut"

Erreichbare Ziele setzen! Es bringt wenig, sich als einziges Ziel eine Abnahme von z.B. 20 Kilo zu setzen. Besser ist es, sich kleinere Zwischenziele zu setzten, wie „Minus 5kg" oder „Unter 90kg" und ähnliches.

Wenn der Hunger kommt einfach Zähneputzen, ist ein echter „Hungerkiller" (bei mir zumindest)

Manchmal enge Kleidung anziehen

Nur 1x pro Woche wiegen, und das wenn möglich immer zur selben Zeit und entweder nackt oder im selben Gewand, um Abweichungen zu vermeiden.

Nehmen sie für „sich selber" ab, nicht für Andere!

# WEBSEITEN

Hier gebe ich ihnen ein paar Tipps zu guten Webseiten. Bitte beachten, auch diese Webseiten stellen keine medizinische Beratung dar. Sie sind aber bestens geeignet, sich mit Gleichgesinnten auszutauschen und eventuell die eine oder andere Idee zu finden, die dem Abnehmen dienen können. Als kleiner Service sind auch noch einmal die bereits im Buch verlinkten Webseiten aufgelistet:

Allgemeine Infos zum intermittierenden Fasten:

http://de.wikipedia.org/wiki/Intermittierendes_Fasten

Über den Jo-Jo Effekt:

http://de.wikipedia.org/wiki/Jojo-Effekt

Über den Hungerstoffwechsel:

http://de.wikipedia.org/wiki/Hungerstoffwechsel

Facebook Gruppe zu „Satt essen, schlank fasten":

https://www.facebook.com/groups/673459572683116/

Ernährungstagebuch, Lebensmittel-Datenbank:

http://fddb.info/

BÜCHER VON CURTIS HELMUT

Genug ist genug (Kurzgeschichte)

E-Book http://amzn.to/1iFBMXB

Es hatte alles so romantisch begonnen. Sie lernte ihn auf einer Party kennen. Ein Blick in seine Augen und sie wusste: ER ist es. Dann kam die Traumhochzeit. Gefolgt von einem Urlaub auf Mallorca. Danach der Kauf des eigenen Hauses. Zwar auf Kredit, aber mit seinem Gehalt kein Problem. Das Problem begann erst, als er seinen Job verlor. „Wir werden das Problem schon lösen" weinte er sich damals in ihren Armen aus. Nichts wurde gelöst. Im Gegenteil.
Genug ist genug. Irgendwann. Besser irgendwann als nie.

Satt essen, schlank fasten - Erfolgreich abnehmen

E-Book http://amzn.to/1b91HCB

Motivationsschub zum erfolgreich Abnehmen gesucht?
Nach jahrelanger Suche nach der geeigneten und perfekten "Diät" bin ich auf intermittierendes Fasten gestoßen. In diesem Buch erzähle ich, wie es mir (einem Genussmenschen, der nichts auf seinem Teller übrig lassen konnte) beim Versuch ergangen ist, damit erfolgreich an Gewicht zu verlieren. Wenn ich das kann, dann können sie das schon lange!

Wer einen Rechtschreibfehler findet, darf ihn behalten
(Die Rechtschreibfehler-Sammelstelle)

E-Book http://amzn.to/19l9nfO

„Wer einen Rechtschreibfehler findet, darf ihn behalten!"
Gesagt, getan! Diesen Spruch haben wir ernst genommen und so
sind wir seit einigen Jahren auf der Suche nach
Rechtschreibfehlern. Oder besser gesagt, WIR werden oftmals
von Rechtschreibfehlern gefunden!

Diese Sammlung listet Fundstücke aus gedruckten Medien
sowie aus Webseiten, Emails, Chats und Social Media Einträgen
auf. Wobei wir jetzt aber nicht urteilen können und wollen, ob
es sich bei dem einen oder anderen Fehler nur um
Schlampigkeits-, Tipp- oder doch um „echte" Rechtschreibfehler
handelt.

Dieses Buch erhebt keinen Anspruch auf Vollständigkeit und
soll auch keine „besserwisserische" Rechtschreibabhandlung
darstellen. Auch haben wir bewusst auf manche Klassiker wie
zum Beispiel „Maschiene" oder „nähmlich" verzichtet. Es möge
jedoch dazu verleiten, den einen oder anderen geschriebenen
Text in Zukunft nochmals einer Korrekturlesung zu
unterziehen, um uns die Arbeit zu erschweren.

# IMPRESSUM

Bamacher Verlag/Publishing
Kurt Bamacher
Stelzhamer Str. 4
4840 Vöcklabruck
Österreich

Tel. +43 664 338 9294
Fax +43 1 34242 488652
Email: office@bamacher.com

UID: ATU24706806

Mitglied der Wirtschaftskammer Oberösterreich

Fachgruppe / Berufszweig:
Buch- und Medienwirtschaft /
Buch-, Kunst- und Musikalienverlag

Berufsrecht:
Gewerbeordnung: www.ris.bka.gv.at

Aufsichtsbehörde/Gewerbebehörde:
Bezirkshauptmannschaft Vöcklabruck

Offenlegung gemäß §25 Mediengesetz:

Medieninhaber: BAMACHER VERLAG
Firmensitz (Ort der Hauptniederlassung): Vöcklabruck
Unternehmensgegenstand: Verlag

www.bamacher.com